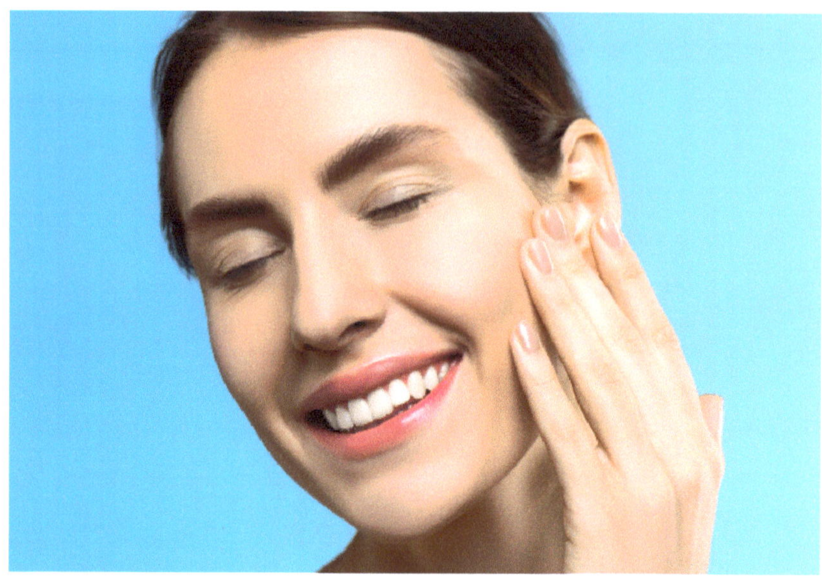

Dit boek is geschreven voor informatieve doeleinden. Er is alles aan gedaan om het zo volledig en nauwkeurig mogelijk te maken. Er kunnen echter typografische of inhoudelijke fouten in staan. Bovendien geeft dit boek alleen informatie tot aan de datum van publicatie. Het moet daarom worden gebruikt als leidraad, niet als ultieme bron.

Het doel van dit boek is educatie. De auteur en uitgever garanderen niet dat de informatie in dit boek volledig is en zijn niet verantwoordelijk voor eventuele fouten of omissies. De auteur en uitgever zijn niet aansprakelijk jegens enige persoon of entiteit voor verlies of schade die direct of indirect door dit boek is veroorzaakt of beweerd wordt te zijn veroorzaakt.

WITTE TANDEN VAN NATURE

Gids die u leert hoe u uw tanden kunt bleken met behulp van natuurlijke methoden met verschillende componenten

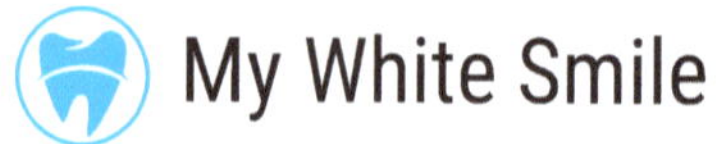

Introducción

A. Belang van een gezond gebit

Een gezond gebit is een cruciaal aspect van ons algemeen welzijn. Helaas onderschatten veel mensen het belang ervan en nemen ze niet de nodige stappen om hun mondhygiëne te onderhouden. Tandproblemen kunnen echter ernstige gevolgen hebben voor onze algehele gezondheid.

Ten eerste hebben wetenschappelijke studies aangetoond dat mondziekten het risico op hart- en vaatproblemen kunnen verhogen. Zo werd in een studie gepubliceerd in het tijdschrift "BMC Oral Health" geconcludeerd dat tandheelkundige infecties kunnen leiden tot systemische complicaties zoals hartziekten, beroerte en nierfalen.

Bovendien kan de mondgezondheid onze levenskwaliteit aanzienlijk beïnvloeden. Gebitsproblemen kunnen pijn, ongemak en moeite met kauwen en spreken veroorzaken. Mensen met ernstige gebitsproblemen hebben een aanzienlijk lagere levenskwaliteit dan mensen met een goed gebit.

Ten slotte kan een gezond gebit van invloed zijn op ons zelfvertrouwen en gevoel van eigenwaarde. Gele, ontbrekende of beschadigde tanden kunnen ons zelfbeeld en ons vertrouwen in de maatschappij aantasten.

Uit een studie gepubliceerd in het Journal of Esthetic and Restorative Dentistry bleek dat patiënten met ernstige gebitsproblemen sociale verlegenheid en een lager gevoel van eigenwaarde ervaren dan mensen met een goed gebit.

Tenslotte is de verzorging van ons gebit essentieel voor onze algemene gezondheid, levenskwaliteit, gevoel van eigenwaarde en zelfvertrouwen. Daarom is het belangrijk om de nodige stappen te ondernemen om onze mondgezondheid op peil te houden, zoals regelmatig tandenpoetsen, een bezoek aan de tandarts en een evenwichtige voeding.

B. Waarom kiezen voor natuurlijke tips voor het bleken van tanden

Een goede mondhygiëne is belangrijk om een aantal redenen, waaronder het verbeteren van ons uiterlijk en ons zelfvertrouwen. Sommige mensen kiezen voor natuurlijke trucs om hun tanden witter te maken vanwege onder meer ouderdomsvlekken, mondgezondheidsproblemen en roken. Het hebben van een stralende, witte glimlach wordt beschouwd als een schoonheidsnorm en kan een effectieve manier zijn om ons uiterlijk en zelfvertrouwen te verbeteren.

Geelachtige en grijzige tanden kunnen een belemmering zijn om anderen aan te trekken en kunnen ook ongemak en onzekerheid veroorzaken bij sociale interacties.

Wittere tanden kunnen ons comfort en vertrouwen verbeteren wanneer we glimlachen zonder bang te zijn het onderwerp van gesprek te zijn.

Behalve dat we er voor anderen representatiever uitzien en een mooie glimlach hebben, kunnen witte tanden ook ons gevoel van eigenwaarde verbeteren. Daarom is het bleken van tanden niet alleen een manier om anderen te verleiden, maar ook om voor onszelf te zorgen en meer vertrouwen te hebben in de activiteiten die we doen. Door te kiezen voor natuurlijke trucs om onze tanden te bleken, kunnen we genieten van alle voordelen van tanden bleken zonder de mogelijke bijwerkingen van chemicaliën en dure behandelingen.

C. Doelstellingen van de gids

Het belangrijkste doel van dit boek is het presenteren van natuurlijke tips om op een gezonde en effectieve manier tanden te bleken. We hebben het belang van een gezond gebit en het positieve effect van een stralende glimlach op het zelfvertrouwen al gezien. Dit boek richt zich op alternatieve manieren om tanden te bleken zonder toevlucht te nemen tot schadelijke chemicaliën of dure behandelingen bij de tandarts. We zullen de verschillende natuurlijke methoden, hun effectiviteit en het gebruik ervan onderzoeken. We geven ook praktisch advies over hoe u uw witte tanden kunt onderhouden voor een stralende en langdurige glimlach.

Bovendien wil dit boek de lezers bewust maken van de mogelijke gevaren van bepaalde methoden om tanden te bleken. Er zijn veel producten op de markt die het tandglazuur kunnen beschadigen of zelfs pijn en irritatie kunnen veroorzaken. Daarom is het belangrijk om goed geïnformeerd te zijn en te weten hoe je kunt kiezen voor natuurlijke methoden om veilig tanden te bleken.

Ten slotte wil dit boek ook het stereotype doorbreken dat alleen dure producten en behandelingen bij de tandarts significante resultaten kunnen geven bij het bleken van tanden. Wij zullen laten zien dat eenvoudige en betaalbare manieren zoals het gebruik van bepaalde kruiden, fruit en groenten vergelijkbare resultaten kunnen geven, zonder de gezondheid van de tanden te schaden.

Inzicht in de oorzaken van gele tanden

A. Te vermijden voedingsmiddelen en dranken

Inzicht in de oorzaken van tandvergeling is belangrijk om het te voorkomen. Er zijn verschillende factoren die de kleur van onze tanden kunnen beïnvloeden, maar een van de belangrijkste zijn de voedingsmiddelen en dranken die we consumeren. Sommige daarvan kunnen worden vermeden om de tanden wit te houden.

Het is belangrijk om te weten dat sommige van de meest geconsumeerde voedingsmiddelen de kleur van onze tanden kunnen beïnvloeden. Koffie, thee, ketchup, rode en zelfs witte wijn, vruchtensappen en gekleurde frisdranken kunnen allemaal bijdragen aan gele tanden. Het is ook belangrijk om sauzen te vermijden, zoals tomatensaus en sojasaus, die ook de kleur van onze tanden kunnen beïnvloeden. Als u het echter moeilijk vindt om ze te vermijden, is het raadzaam om uw tanden onmiddellijk na het eten van deze voedingsmiddelen te poetsen.

Andere te vermijden voedingsmiddelen zijn voedingsmiddelen die balsamico-azijn bevatten, zoals augurken, die een bijtend effect hebben op tanden en tandvlees. Voedingsmiddelen die van nature felgekleurd zijn en vlekken op de tanden kunnen maken, zoals rood vlees, rode sauzen zoals Bolognese, chocolade, rode bieten en andere bijzonder kleurrijke voedingsmiddelen zoals kaasaroma's in poedervorm, moeten ook worden beperkt.

Als u het zekere voor het onzekere wilt nemen, is het ook raadzaam citrusvruchten, ijs, toffees, drop en bepaalde specerijen zoals saffraan of kerrie te vermijden. Door deze voedingsmiddelen en dranken te vermijden, kunt u uw tanden wit houden en vergeling voorkomen.

B. Tabak- en koffiegebruik

Roken is een van de grootste vijanden van witte tanden en van de mondgezondheid in het algemeen.

Naast een slechte adem, verlies van elasticiteit van het slijmvlies en het risico van loszittende tanden, kan roken ook leiden tot snelle en blijvende vergeling van de tanden. Giftige stoffen en teer in sigaretten zijn verantwoordelijk voor gele verkleuring en verkleuring van de tanden. Dit geldt ook voor jonge rokers die vaak witte tanden hebben, maar door het roken uiteindelijk geel worden.

Wanneer een roker echter stopt met roken, stopt de progressie van gele vlekken op de tanden en begint deze na een paar weken te vervagen. Hoewel de tijd die nodig is om weer witte tanden te krijgen van veel factoren afhangt, zoals hoe lang u al rookt, de intensiteit van het puffen en de positie van de sigaret, kan een bezoek aan de tandarts helpen om snel weer wittere, gezondere tanden te krijgen.

Het is belangrijk op te merken dat roken vele andere ernstige gezondheidsproblemen kan veroorzaken, zoals hart- en vaatziekten, kanker en aandoeningen aan de luchtwegen. Daarom wordt voor witte tanden en een goede mondhygiëne sterk aangeraden om te stoppen met roken en een strikte mondhygiëne toe te passen.

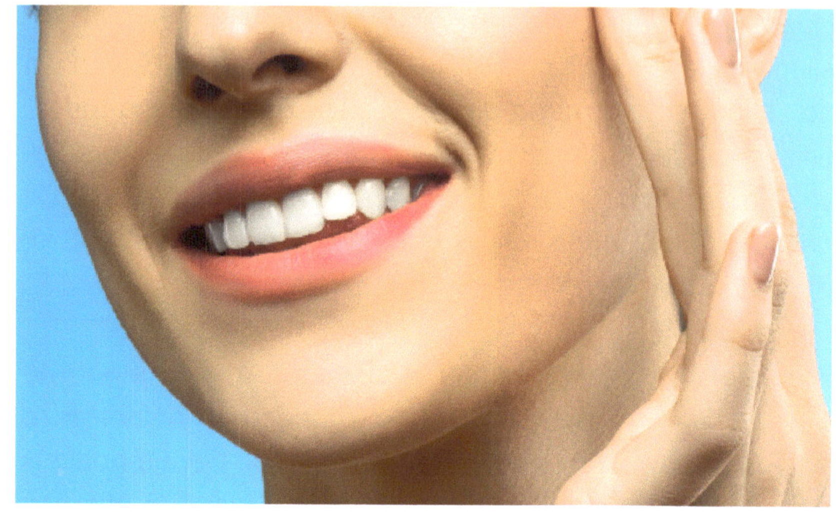

C. Ziekten en geneesmiddelen

Ziekten en medicijnen kunnen de kleur van de tanden negatief beïnvloeden. Ziekten die de tanden of het tandvlees aantasten, zoals gingivitis of parodontitis, kunnen vlekken op de tanden veroorzaken. Ook medicijnen, zoals tetracycline-antibiotica, kunnen vergeling van de tanden veroorzaken. Het is daarom belangrijk om op de hoogte te zijn van de effecten van deze factoren op de gezondheid van het gebit.

Parodontale aandoeningen, zoals gingivitis en parodontitis, worden veroorzaakt door ophoping van tandplak. Dit kan leiden tot bloedend tandvlees, tandpijn en verkleuring van de tanden. Volgens een studie gepubliceerd in het Journal of Clinical Periodontology kunnen deze ziekten onomkeerbare verkleuring van de tanden veroorzaken door botverlies en verandering van het tandoppervlak.

Ook geneesmiddelen kunnen de kleur van de tanden beïnvloeden. Tetracyclinen, een soort antibiotica die vaak wordt gebruikt om verschillende ziekten te behandelen, kunnen grijze vlekken veroorzaken op de tanden van kinderen in ontwikkeling. Volgens een studie gepubliceerd in het Journal of the American Dental Association kunnen deze vlekken blijvend zijn en niet worden gecorrigeerd door conventionele tandbleekbehandelingen.

Daarom is het belangrijk om regelmatig de tandarts te bezoeken om de gezondheid van het gebit te controleren en behandelingsmogelijkheden te bespreken voor ziekten of medicijnen die de kleur van de tanden kunnen beïnvloeden. Regelmatig poetsen en een goede gebitsverzorging kunnen ook helpen om tandziekten en vlekken te voorkomen.

Samengevat kunnen parodontale aandoeningen en medicatie de kleur van de tanden beïnvloeden. Het is belangrijk de mondhygiëne in de gaten te houden door goede mondverzorgingsgewoonten aan te nemen en regelmatig de tandarts te bezoeken.

Natuurlijke trucs om tanden te bleken

A. Regelmatig poetsen met zuiveringszout en actieve kool

Natriumbicarbonaat is een product dat zeer gewaardeerd wordt om zijn vele gunstige eigenschappen voor de gezondheid van het gebit.

Het kan worden gebruikt als een krachtige mondreiniger, omdat het voedselresten oplost en de vorming van tandsteen vermindert, wat bijdraagt aan een gezonde mond. Bovendien kan het mondinfecties en slechte adem helpen voorkomen dankzij de antiseptische en deodoriserende eigenschappen.

Naast de voordelen voor de mondhygiëne is zuiveringszout ook een uitstekende bondgenoot voor wittere tanden. De schurende formule kan helpen het oppervlak van de tanden glad te maken en gele vlekken, veroorzaakt door eten of roken, te verwijderen. Vanwege zijn vermogen om tanden witter te maken, wordt zuiveringszout vaak gebruikt in commercieel verkrijgbare producten om tanden witter te maken.

Er zijn verschillende manieren om zuiveringszout op je tanden te gebruiken. U kunt het toevoegen aan uw tandpasta voor een diepe reiniging, of u kunt uw tanden poetsen met een baking soda pasta gemengd met water voor een snelle whitening behandeling. Het is belangrijk om te onthouden dat baking soda een schurend product is en niet vaker dan één of twee keer per week gebruikt moet worden, omdat het het tandglazuur kan beschadigen en gevoeliger kan maken. Als je gevoelige tanden en tandvlees hebt, kun je beter niet poetsen met baking soda.

U kunt echter ook actieve kool in poedervorm gebruiken. Het gebruik van actieve-koolpoeder om tanden te bleken wordt steeds populairder, en daar is een goede reden voor. De zuiverende en reinigende eigenschappen van actieve kool maken het een ideaal ingrediënt voor tandhygiëne, maar ook voor huidverzorging en maskers. Geactiveerd houtskoolpoeder kan schadelijke stoffen en gekleurde vlekken, zoals veroorzaakt door koffie, thee, wijn of sigaretten, wegvangen en u een frisse adem en een gezonde mond bezorgen.

Het is echter belangrijk op te merken dat geactiveerde houtskool niet kan worden beschouwd als een wondermiddel om de tanden wit te maken. Als de tanden om een andere reden dan een oppervlakkige verkleuring van het glazuur geel zijn, is actieve kool niet effectief en moet professioneel advies worden ingewonnen. Bovendien kan actieve kool een gedevitaliseerde tand of een door een tandarts geplaatste hars niet bleken.

Ondanks deze beperkingen is poetsen met actieve kool effectief om gezonde tanden wit te maken en verkleuringen te verwijderen. Zoals met elk goed product is het echter belangrijk om het spaarzaam te gebruiken. Sommige tandartsen staan kritisch tegenover het gebruik van actieve kool voor het poetsen van tanden, dus het is raadzaam om voor gebruik een professional te raadplegen.

Uiteindelijk is actieve kool in poedervorm een goed alternatief voor bleekmiddelen op basis van waterstofperoxide.

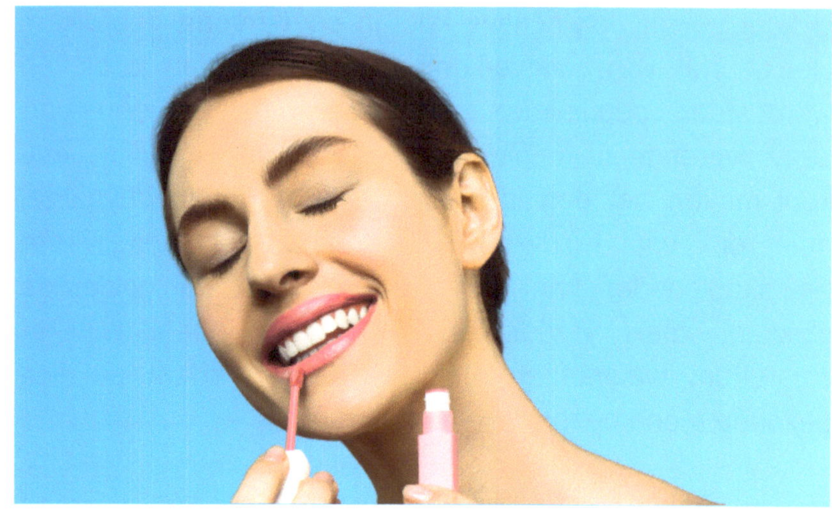

B. Gebruik van waterstofperoxide en citroensap

Waterstofperoxide is een populair natuurlijk bleekmiddel voor het bleken van tanden. De stof wordt al lang gebruikt om bacteriën te doden en wonden te ontsmetten. Hoewel de effecten van spoelen of poetsen met zuivere waterstofperoxide niet zijn onderzocht, zijn er aanwijzingen voor de effectiviteit van sommige commerciële tandpasta's die waterstofperoxide en zuiveringszout bevatten.

Uit een onderzoek bleek bijvoorbeeld dat een tandpasta met 1% waterstofperoxide en zuiveringszout de tanden witter kan maken. Het is echter belangrijk dat u zich bewust bent van de veiligheidsrisico's van waterstofperoxide. Hoge concentraties of overmatig gebruik kunnen leiden tot irritatie van het tandvlees en gevoelige tanden.

Waterstofperoxide kan gebruikt worden als mondspoeling voor het tandenpoetsen door een 3% waterstofperoxide oplossing te verdunnen in water. Een andere manier om waterstofperoxide te gebruiken is het te mengen met zuiveringszout om een zelfgemaakte tandpasta te maken. Het is echter belangrijk dit mengsel niet vaker dan één keer per week te gebruiken, omdat overmatig gebruik het tandglazuur kan aantasten.

Citroen wordt vaak voorgesteld als een natuurlijke remedie voor wittere tanden. Citroenen bevatten citroenzuur, dat natuurlijke witmakende eigenschappen heeft. Het is echter belangrijk op te merken dat het gebruik van citroen om tanden te bleken enkele risico's met zich mee kan brengen.

Het citroenzuur in citroenen kan het tandglazuur, de beschermende laag om de tanden, aantasten. Wanneer glazuur wordt aangetast, kan dit leiden tot gevoelige tanden, tandbederf en meer ernstige gebitsproblemen.

Als u besluit om citroen te gebruiken om uw tanden te bleken, is het belangrijk om dit voorzichtig te doen. Het wordt aanbevolen om citroensap te verdunnen in water en het met een wattenstaafje op je tanden aan te brengen. Je kunt citroensap ook mengen met zuiveringszout om een zelfgemaakte tandpasta te maken.

Het is echter belangrijk dit mengsel niet te vaak te gebruiken. Aanbevolen wordt om het gebruik van deze methode te beperken tot één keer per week.

C. Het kauwen van xylitol kauwgom

Veel kauwgombedrijven gebruiken xylitol, een suikervervanger gewonnen uit wilde bessen. Het is aangetoond dat deze zoetstof de hoeveelheid schadelijke bacteriën in de mond helpt verminderen. Het werkt in op het chemische evenwicht in de mond en helpt zo tandbederf te voorkomen. Xylitol neutraliseert zuren, wat helpt het tandglazuur te beschermen. Bovendien stimuleert xylitol de productie van speeksel, dat tandplak en voedseldeeltjes van het tandoppervlak verwijdert.

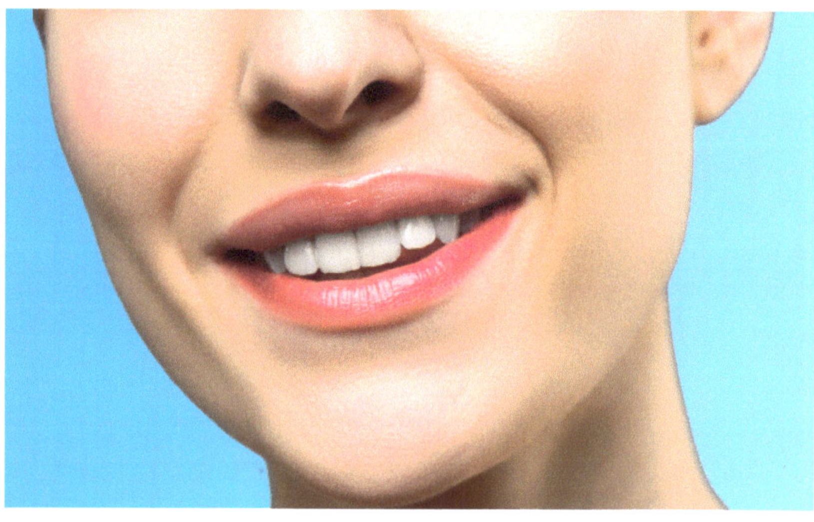

Het kauwen van xylitol kauwgom kan goed zijn voor gezonde, witte tanden. Xylitolproducten zijn verkrijgbaar in de vorm van kauwgom, snoep en zelfs tandpasta. Dit alternatief voor suiker, dat een vergelijkbare smaak heeft, is door de American Dental Association (ADA) goedgekeurd als middel om tandcariës te voorkomen.

Xylitol kauwgom heeft vele voordelen: het stimuleert de speekselproductie, vermindert tandplak en voorkomt tandbederf.

Studies hebben aangetoond dat het kauwen van xylitol kauwgom gedurende minstens 5 minuten na elke maaltijd tandbederf kan helpen voorkomen. Xylitol is een niet-vergistbare zoetstof, wat betekent dat bacteriën het niet omzetten in zuur in de mond, in tegenstelling tot suiker. Xylitol kan zuren neutraliseren die het tandglazuur aantasten en tandbederf veroorzaken. Bovendien stimuleert xylitol kauwgom de productie van speeksel, dat een essentiële rol speelt bij het verwijderen van bacteriën en voedselresten uit de mond. Een verhoogde speekselproductie versterkt ook het tandglazuur, waardoor de tanden wit en gezond blijven.

Ten slotte kan xylitol kauwgom helpen parodontitis te voorkomen, een aandoening die de weefsels rondom en ter ondersteuning van de tanden aantast. Parodontale aandoeningen worden veroorzaakt door plakvorming, wat kan leiden tot ontstekingen en infecties van het tandvlees. Studies hebben aangetoond dat het kauwen van xylitol kauwgom gedurende enkele minuten na elke maaltijd de opbouw van tandplak kan helpen voorkomen en tandvleesontsteking kan verminderen.

D. Het eten van blekend voedsel

Het eten van natuurlijk voedsel is een goede manier om witte tanden te krijgen. Sommige voedingsmiddelen hebben eigenschappen die helpen het tandglazuur te beschermen en vlekken te verwijderen, terwijl ze essentiële voedingsstoffen voor een gezonde mond leveren.

Citrusvruchten, zoals sinaasappels, citroenen en grapefruit, zijn rijk aan vitamine C en kunnen zuur zijn. Toch kunnen ze helpen het tandglazuur te beschermen. Door de speekselvloed te verhogen, kunnen deze vruchten helpen bij het elimineren van zuurproducerende bacteriën die het tandglazuur aantasten. Ze hebben ook een hoog watergehalte, wat helpt om de mond te hydrateren en tandvlekken te voorkomen.

Zuivelproducten, zoals kaas, yoghurt en melk, bevatten melkzuur en calcium, die goed zijn voor de tanden. Melkzuur helpt vlekken van de tanden te verwijderen, terwijl calcium het tandglazuur helpt versterken. Bovendien zijn zuivelproducten rijk aan eiwitten, die belangrijk zijn voor de opbouw van gezonde weefsels, zoals het tandvlees.

Rauwe appels en wortels zijn ook nuttig om de tanden wit te houden. Het lange kauwen dat nodig is om ze te eten reinigt de mond en verwijdert deeltjes van de tanden.

Aardbeien zijn een ander natuurlijk voedingsmiddel dat vlekken op het tandglazuur kan helpen verwijderen. Ze bevatten appelzuur enzymen die kunnen helpen bij het verwijderen van glazuurvlekken. Bovendien helpt hun vezelgehalte de tanden te reinigen en bacteriën te verwijderen.

Noten zijn rijk aan vezels, eiwitten en calcium, en door hun knapperige textuur zijn ze uitstekend geschikt om tandplak en vlekken van het tandglazuur te verwijderen. Bovendien helpt hun calciumgehalte de tanden te versterken.

Tenslotte kan kokosolie helpen de tanden wit te houden. Het bevat laurinezuur dat helpt de tanden wit te houden en heeft antibacteriële en antimicrobiële eigenschappen die tandplak en infecties bestrijden.

Door het eten van deze natuurlijke voedingsmiddelen kunt u niet alleen uw tanden gezond en wit houden, maar ook uw lichaam voorzien van de voedingsstoffen die het nodig heeft om gezond te blijven. Het is belangrijk op te merken dat regelmatige consumptie van deze natuurlijke voedingsmiddelen niet in de plaats moet komen van een goede mondhygiëne, maar deze moet aanvullen.

E. Gebruik van badzout en essentiële oliën

Het gebruik van badzout en essentiële oliën is een natuurlijke en ontspannende manier om tanden te bleken.

Badzout is rijk aan mineralen en sporenelementen zoals calcium, magnesium en kalium, die vlekken aan het oppervlak helpen verwijderen en het tandglazuur versterken. Essentiële oliën hebben antibacteriële en antiseptische eigenschappen die helpen de bacteriën te bestrijden die verantwoordelijk zijn voor tandplak en tandbederf.

Om badzout te gebruiken meng je gewoon een eetlepel zeezout met een kleine hoeveelheid warm water tot een pasta. Deze pasta kan op de tanden worden aangebracht met uw vinger of een zachte tandenborstel. Aanbevolen wordt de pasta ongeveer 5 minuten te laten zitten en daarna de mond te spoelen met lauw water. Deze methode kan meerdere keren per week herhaald worden voor het beste resultaat.

Het is belangrijk op te merken dat het gebruik van badzout niet in de plaats mag komen van regelmatig tandenpoetsen. Badzout kan worden gebruikt als aanvulling op een regelmatige tandverzorgingsroutine, die bestaat uit dagelijks poetsen, flossen en regelmatige bezoeken aan de tandarts.

Etherische oliën kunnen ook worden gebruikt om tanden op natuurlijke wijze witter te maken. Etherische oliën zoals pepermuntolie, tea tree olie en kruidnagelolie hebben antiseptische en antibacteriële eigenschappen die helpen bij het elimineren van bacteriën die tandplak en gaatjes veroorzaken. Ze laten ook een frisse, muntachtige adem achter.

Om essentiële oliën te gebruiken, doe je gewoon een paar druppels olie in warm water en spoel je je mond gedurende een minuut. Deze methode kan meerdere keren per week worden herhaald voor het beste resultaat.

Het is belangrijk op te merken dat essentiële oliën voorzichtig moeten worden gebruikt en vóór gebruik moeten worden verdund. Sommige essentiële oliën kunnen de huid en slijmvliezen irriteren, dus het is belangrijk om voor gebruik de gebruiksaanwijzing te lezen en bij twijfel een gezondheidsdeskundige te raadplegen.

Tips om de tanden wit te houden

A. Evenwichtige voeding

Een evenwichtige voeding is een van de belangrijkste factoren voor het behoud van gezonde, witte tanden. Het voedsel dat we eten heeft een directe invloed op de gezondheid van ons gebit en kan bijdragen aan de vorming van vlekken en gaatjes. Voor het behoud van gezonde, witte tanden is het belangrijk om evenwichtig te eten met een verscheidenheid aan gezonde en voedzame voedingsmiddelen.

Calciumrijke voedingsmiddelen, zoals zuivelproducten, groene bladgroenten en noten, zijn bijzonder belangrijk voor het behoud van gezonde tanden. Calcium is een essentieel mineraal voor de vorming van tandglazuur en kan helpen de tanden te versterken en tandbederf te voorkomen.

Zuivelproducten zoals melk, kaas en yoghurt zijn ook rijk aan vitamine D, die essentieel is voor de opname van calcium in het lichaam.

Verse groenten en fruit zijn ook belangrijk voor een evenwichtige voeding en voor het behoud van gezonde, witte tanden. Fruit en groenten die rijk zijn aan vitamine C, zoals sinaasappels, aardbeien en kiwi's, kunnen tandvleesontsteking helpen voorkomen en het bindweefsel dat de tanden ondersteunt, versterken. Knapperige groenten zoals wortels, komkommers en selderij kunnen helpen de tanden te reinigen door vlekken op het oppervlak te verwijderen en de speekselproductie te stimuleren, waardoor zuren die tandbederf veroorzaken worden geneutraliseerd.

Anderzijds kunnen sommige voedingsmiddelen vlekken op de tanden maken en bijdragen tot tandbederf. Frisdranken, vruchtensappen en suikerhoudende dranken zijn bijzonder schadelijk voor de tanden, omdat ze veel suiker en zuren bevatten die het tandglazuur kunnen aantasten en tot tandbederf kunnen leiden. Zetmeelrijke voedingsmiddelen zoals aardappelen, wit brood en pasta kunnen ook bijdragen tot tandbederf, omdat zetmeel in de mond wordt omgezet in suiker.

Het is belangrijk op te merken dat de frequentie van de consumptie van deze voedingsmiddelen even belangrijk is als hun suikergehalte.

Veelvuldig snacken kan permanente schade aan de tanden veroorzaken, omdat het speeksel niet genoeg tijd krijgt om de zuren die tandbederf veroorzaken te neutraliseren. Het is daarom aan te raden de consumptie van suikerhoudende en zetmeelrijke voedingsmiddelen te beperken en ze bij de maaltijd te eten in plaats van als tussendoortje.

Naast een evenwichtige voeding is het ook belangrijk om veel water te drinken voor gezonde, witte tanden. Water helpt voedselresten weg te spoelen en neutraliseert zuren die tandbederf veroorzaken. Groene thee is ook goed voor de gezondheid van het gebit, omdat het verbindingen bevat die de vorming van tandplak kunnen helpen voorkomen en tandvleesontsteking kunnen verminderen.

B. Regelmatig poetsen en verzorging

De sleutel tot het behoud van gezonde, witte tanden is een regelmatige poets- en verzorgingsroutine. Tandenpoetsen is essentieel om tandplak en bacteriën uit uw mond te verwijderen. Hier volgen enkele tips voor het effectief poetsen en verzorgen van uw tanden.

Voor effectief poetsen is het aan te bevelen uw tanden minstens twee keer per dag twee minuten lang te poetsen. Gebruik een borstel met zachte haren om krassen op het tandglazuur en gevoelige tanden te voorkomen. Poets uw tanden in een zachte cirkelvormige beweging, met speciale aandacht voor moeilijk bereikbare plaatsen zoals kiezen en achtertanden. Vergeet niet ook uw tong te poetsen om bacteriën te verwijderen die een slechte adem kunnen veroorzaken.

De keuze van de tandpasta is ook belangrijk voor een gezond gebit. Gebruik tandpasta met fluoride om het tandglazuur te versterken en tandbederf te voorkomen. Witmakende tandpasta's kunnen ook worden gebruikt om vlekken te verwijderen en de tanden witter te maken. Het is belangrijk om te controleren of de tandpasta geen schurende deeltjes bevat die het tandglazuur kunnen beschadigen.

Naast poetsen kan het gebruik van mondspoelingen helpen de adem te verfrissen en bacteriën uit de mond te verwijderen. Mondspoelingen met fluoride kunnen ook helpen het tandglazuur te versterken. Het is belangrijk de gebruiksaanwijzing goed te lezen en het mondwater niet door te slikken. Voldoende water drinken is ook belangrijk voor een gezonde, gehydrateerde mond.

C. Bezoek aan de tandarts

Regelmatige bezoeken aan de tandarts zijn cruciaal voor het behoud van witte tanden en een goede mondhygiëne. Het is zelfs belangrijk om elke zes maanden een afspraak bij de tandarts te maken om gebitsproblemen te voorkomen voordat ze ernstig worden. Tijdens een bezoek aan de tandarts wordt een professionele reiniging uitgevoerd om tandplak en tandsteen op de tanden te verwijderen. Deze tandplak bestaat uit bacteriën die tandbederf, tandvleesproblemen en infecties kunnen veroorzaken. Door tandplak te verwijderen, voorkomt de tandarts de vorming van vlekken en vergeling van de tanden, waardoor ze wit blijven.

Een professionele reiniging bij de tandarts omvat ook een onderzoek van de mond, de tanden en het tandvlees om eventuele gebitsafwijkingen of aandoeningen op te sporen die behandeld moeten worden. Tandproblemen zoals gaatjes en tandvleesproblemen zijn gemakkelijker te behandelen als ze in een vroeg stadium worden ontdekt. Door vroeg te handelen kan de tandarts voorkomen dat gebitsproblemen verergeren en het risico op verkleuring en vergeling van de tanden verminderen.

Naast het onderzoeken en reinigen van uw gebit kan de tandarts u ook mondverzorgingstips geven om u te helpen thuis witte tanden en een gezonde mond te houden. De tips kunnen bestaan uit informatie over poetsen, flossen, het kiezen van de juiste tandenborstel en tandpasta, en het belang van gezonde voeding voor een gezond gebit.

Een regelmatig bezoek aan de tandarts is essentieel voor het behoud van witte tanden en een goede gezondheid van het gebit. Professionele reinigingen, regelmatige controles en professionele whitening-behandelingen kunnen vlekken en vergeling van de tanden helpen voorkomen, terwijl mondverzorgingstips kunnen helpen om thuis witte tanden en een gezonde mond te houden. Door natuurlijke tips voor het bleken van tanden te combineren met regelmatige professionele zorg is het mogelijk een leven lang gezonde, witte tanden te houden.

A. Samenvatting van het voorgestelde advies

In dit boek hebben we verschillende natuurlijke trucs onderzocht om tanden witter te maken zonder toevlucht te nemen tot dure of invasieve behandelingen. Hier volgt een overzicht van tips om op natuurlijke wijze wittere, gezondere tanden te krijgen.

Allereerst is het belangrijk om de oorzaken van gele tanden te kennen. Gekleurd eten en drinken, tabak, koffie, ziekten en medicijnen kunnen bijdragen tot tandverkleuring.

Door deze elementen te vermijden of te beperken kunt u de voortgang van vergeling voorkomen of vertragen. Hieronder bespreken we verschillende natuurlijke tips voor het bleken van tanden.

Regelmatig gebruik van zuiveringszout en houtskoolpasta kan helpen om vlekken te verwijderen en vergeling tegen te gaan. Ook het gebruik van citroensap en waterstofperoxide kan helpen om de tanden witter te maken, maar het is belangrijk om hier spaarzaam mee om te gaan om beschadiging van het tandglazuur te voorkomen. Het kauwen van xylitol kauwgom kan ook de speekselproductie stimuleren, waardoor vlekken worden verwijderd en vergeling wordt voorkomen.

Naast deze tips benadrukten we ook het belang van het eten van natuurlijk witmakend voedsel, zoals aardbeien, appels en selderij. Tot slot bespraken we het gebruik van badzout en essentiële oliën om vlekken op het oppervlak te verwijderen en de adem te verfrissen. Tot slot hebben we tips gegeven om de tanden wit te houden. Een evenwichtige voeding en een goede mondhygiëne zijn essentieel om vergeling te voorkomen en gezonde, witte tanden te behouden. We hebben ook gewezen op het belang van regelmatige bezoeken aan de tandarts om tandproblemen te voorkomen en hardnekkige vlekken te behandelen.

Er zijn veel natuurlijke trucs om tanden witter te maken en vergeling te voorkomen. Door deze tips regelmatig te gebruiken en een goede mondhygiëne in acht te nemen, krijgt u niet alleen wittere tanden, maar voorkomt u ook gebitsproblemen en verbetert u uw algemene mondgezondheid.

B. Belang van preventie voor een goed gebit

Een gezond gebit is een cruciaal onderdeel van ons algemeen welzijn. De meesten van ons zorgen echter niet genoeg voor hun gebit en beseffen het belang ervan pas als we problemen beginnen te krijgen. Preventie is echter een van de meest effectieve manieren om een goed gebit te garanderen.

Het voorkomen van gebitsproblemen begint met een goede mondhygiëne. Dit betekent minstens twee keer per dag uw tanden poetsen met een tandenborstel en tandpasta van goede kwaliteit. Daarnaast is het belangrijk om elke 3 maanden van tandenborstel te wisselen voor een goede hygiëne. De haren van een tandenborstel slijten na verloop van tijd, waardoor ze minder goed voedselresten en tandplak kunnen verwijderen.

Flossen is ook een essentieel onderdeel van tandpreventie. Het verwijdert voedselresten en tandplak waar de tandenborstel niet bij kan. Aanbevolen wordt om één keer per dag te flossen, bij voorkeur voor het slapen gaan.

Naast een goede mondhygiëne omvat tandpreventie ook een gezond voedingspatroon. Zoet en zuur voedsel, zoals snoep, frisdrank en bewerkt voedsel, is bijzonder schadelijk voor de tanden.

Een regelmatig bezoek aan de tandarts is ook essentieel om tandproblemen te voorkomen. Tandartsen kunnen tandproblemen opsporen voordat ze ernstig worden en behandelingen uitvoeren zoals gebitsreiniging, behandeling van gaatjes en vroege opsporing van ernstigere tandziekten.

Ten slotte is preventieve tandheelkunde essentieel om de kosten van tandheelkundige zorg te beperken.

Tandheelkundige behandelingen zijn vaak duur, vooral wanneer de problemen ernstig zijn en een spoedbehandeling vereisen. Door uw gebit te verzorgen en problemen te voorkomen, kunt u hoge behandelingskosten en onnodige pijn vermijden.

Kortom, preventie is de sleutel tot een goede gezondheid van het gebit. Een goede mondhygiëne, gezonde voeding, regelmatige bezoeken aan de tandarts en preventie van gebitsproblemen zijn essentieel voor een goede gezondheid van het gebit. De voordelen van preventieve tandheelkunde zijn legio, zoals lagere tandartskosten, minder tandpijn en een betere algemene levenskwaliteit. Door nu een preventieve tandheelkundige routine aan te nemen, kunt u voor vele jaren een sterk en gezond gebit garanderen.

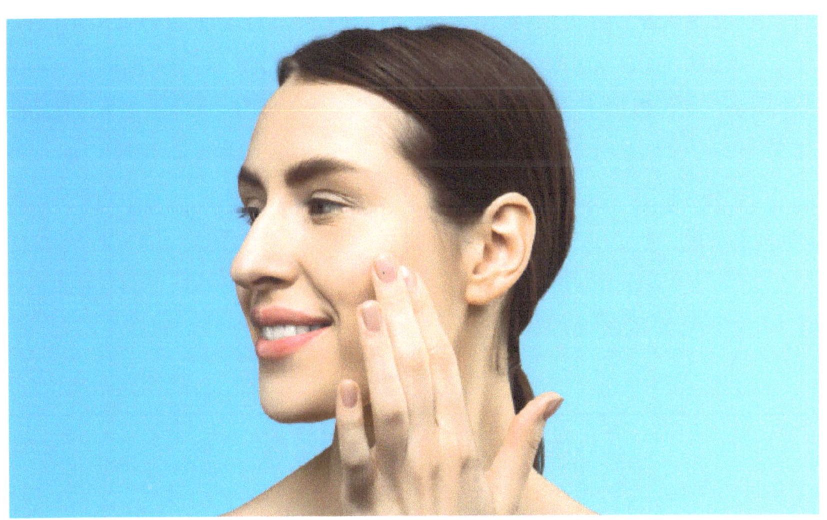

C. Motivatie voor natuurlijke tips voor wittere tanden.

De schoonheid van een glimlach ligt vaak in de witheid van de tanden. Gezonde, witte tanden zijn een teken van een goed gebit, maar ze kunnen ook het zelfvertrouwen, het uiterlijk en de algehele levenskwaliteit verbeteren. Daarom kunnen natuurlijke tips voor wittere tanden voor veel mensen nuttig en motiverend zijn.

Allereerst vermijdt u door te kiezen voor natuurlijke trucs het gebruik van schadelijke chemicaliën. Veel commerciële bleekproducten bevatten bleekmiddelen die gevoelige tanden, tandvleesirritatie en pijn kunnen veroorzaken. Natuurlijke middelen zijn vaak vriendelijker voor tanden en tandvlees, maar verwijderen toch effectief vlekken en verkleuringen.

Ten slotte kan het gebruik van natuurlijke trucs om tanden te bleken een gelegenheid zijn om voor zichzelf en de algehele gezondheid te zorgen. Natuurlijke tips worden vaak in verband gebracht met positieve veranderingen in de levensstijl, zoals een evenwichtig dieet, regelmatige mondhygiëne en beter omgaan met stress. Door deze veranderingen door te voeren, kunt u uw gebit en algehele gezondheid verbeteren.

Het kiezen van een whitening tandpasta kan cruciaal zijn voor de helderheid van uw tanden. Tandpasta's met natuurlijke ingrediënten zoals zuiveringszout, geactiveerde houtskool, witte klei of waterstofperoxide kunnen vlekken aan het oppervlak helpen verwijderen en de tanden witter maken.

Bij het poetsen van uw tanden is het belangrijk om een tandenborstel met zachte haren te gebruiken om beschadiging van het tandglazuur te voorkomen. Twee keer per dag twee minuten poetsen wordt aanbevolen voor een goede mondhygiëne.

Flossen is ook belangrijk om vlekken en voedselresten tussen de tanden en rond het tandvlees te voorkomen. Voor een goede mondhygiëne wordt aanbevolen minstens één keer per dag te flossen.

Het drinken van gekleurde dranken, zoals koffie, thee, rode wijn of frisdrank, door een rietje kan helpen om tandvlekken te voorkomen. Het rietje minimaliseert het directe contact van vloeistoffen met de tanden. Ten slotte kan een evenwichtige voeding met veel vers fruit en groenten en zuivelproducten bijdragen tot gezonde, witte tanden. Voedingsmiddelen die rijk zijn aan calcium en vitamine D, zoals melk, kaas en yoghurt, kunnen het tandglazuur helpen versterken en tandbederf voorkomen. Vezelrijke groenten en fruit kunnen ook vlekken en etensresten van de tanden helpen verwijderen.

Door deze eenvoudige tips te volgen, kunt u op een natuurlijke en effectieve manier wittere tanden krijgen en tegelijkertijd uw algemene mondhygiëne verbeteren.